DE L'EXPLORATION

DE

LA SENSIBILITÉ ACOUSTIQUE

AU MOYEN

DU TUBE INTERAURICULAIRE

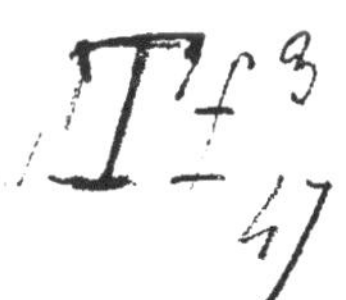

PARIS — IMP. VICTOR GOUPY, RUE DE RENNES, 71.

OTOLOGIE. — MÉDECINE LÉGALE.

DE L'EXPLORATION

DE

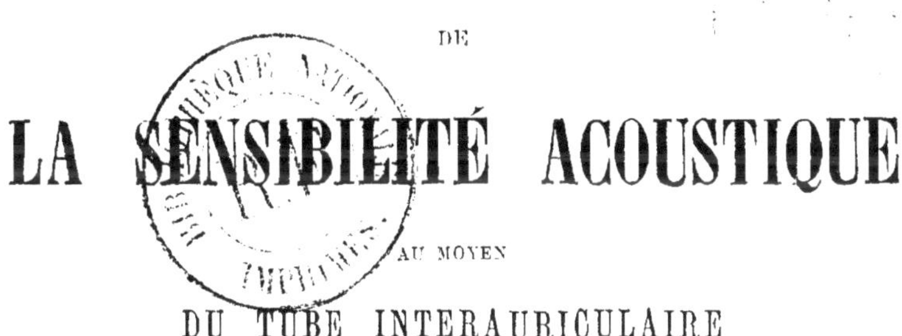

LA SENSIBILITÉ ACOUSTIQUE

AU MOYEN

DU TUBE INTERAURICULAIRE

PAR

LE Dr GELLÉ

Ancien interne des hôpitaux,

Lauréat de l'Académie de médecine de Paris

Juvat integros accedere fontes
Atque haurire : juvat que novos decerpere flores.
(T. Lucrèce. — Liv. 1.)

PARIS

V. ADRIEN DELAHAYE ET Cie, LIBRAIRES-ÉDITEURS

PLACE DE L'ÉCOLE-DE-MÉDECINE

1876

DE L'EXPLORATION

DE

LA SENSIBILITÉ ACOUSTIQUE

AU MOYEN

DU TUBE INTERAURICULAIRE.

THÉORIES PHYSIOLOGIQUES. — APPLICATIONS CLINIQUES, MÉDICO-LÉGALES, ET A LA MÉDECINE MILITAIRE.

Il y a deux voies pour explorer la sensibilité de l'organe de l'ouïe, soit pour juger du degré de surdité du sujet, la voie crânienne et la voie aérienne. Il n'y en a qu'une pour connaître la portée de l'ouïe, la voie de l'air, milieu véhicule du son.

L'acoumètre pratique par excellence est la montre ordinaire, à bruit de tic-tac moyen et bien frappé.

La montre donne un son étalon, si l'on peut ainsi dire, connu de tous, et dont l'intensité est appréciable pour tous. Aussi, quand on dit : « la montre est entendue à 10 centimètres sur l'axe auditif droit, » par exemple, on est sûr d'être compris du lecteur, et cela suffit amplement pour lui donner l'idée et la mesure de la portée de l'ouïe du sujet.

La voix humaine, pour beaucoup de raisons qu'il n'est point l'heure de développer ici, doit aussi donner sa note dans l'étude de la sensibilité de l'oreille de l'homme; mais elle se prête peu à l'analyse des cas légers, et pas du tout à l'examen séparé des deux oreilles.

Le diapason a une pénétration particulière, à cause des notes élevées qu'il fournit; on doit le réserver pour solliciter les manifestations ultimes de la sensibilité acoustique.

Classiquement, voici comment on opère avec la montre, dans la pratique de chaque jour.

Le médecin, faisant face au sujet, du côté de l'oreille à examiner, la gauche par exemple, place sa main gauche *en écran* entre l'œil du patient et la montre qu'il tient de la main droite.

La montre est portée rapidement à droite, sur le prolongement d'une ligne fictive qui, du méat auditif externe, s'étend vers le dehors, et qui est perpendiculaire au plan antéro-postérieur du corps du sujet : *c'est l'axe auditif.*

La montre ainsi posée sur cet axe et aussi loin que possible du méat, on interroge le sujet : entendez-vous la montre ?

Si oui, on éloigne le corps sonore jusqu'à la limite où les réponses tardives, hésitantes ou franchement négatives indiquent que la sensation n'a plus lieu.

Telle est l'épreuve par la montre, et par la voie aérienne.

Pourquoi faut-il suivre cette ligne que j'appelle l'axe auditif ?

Uniquement parce que c'est sur cet axe que se trouve le *maximum* de perception auditive.

En avant et en arrière de cette ligne, la sensation baisse rapidement; à trente centimètres en avant du pavillon auriculaire, la perception est le plus souvent nulle; à dix centimètres à peine et en arrière du pavillon, tout près de la nuque, il en est de même à l'état normal.

Dans le même temps, sur l'axe on trouve une portée de trois mètres et plus.

A quoi tiennent ces différences curieuses dans l'étendue de la portée de l'ouïe ?

En voici la raison. Sur l'axe auditif le son se propage en ligne directe vers le tympan.

L'oreille tournée vers le corps sonore, le méat est frappé en ligne droite ; il reçoit sans effort et sans déperdition, sans affaiblissement, le faisceau des ondes sonores, et le tympan, leur choc direct.

Les choses ne se passent plus ainsi quand le corps sonore est placé en face ou en arrière. Les vibrations suivent alors une direction perpendiculaire à l'axe auditif ; elles passent au-devant du méat, mais ne peuvent pénétrer dans le conduit auditif que réfléchies par un obstacle : le pavillon est cet obstacle. On conçoit dès lors que le *maximum* de sensation auditive ait lieu quand la source des ondes est diamétralement en face du méat auditif externe, et que le *minimum* corresponde au sens opposé, en avant et en arrière de l'axe indiqué.

Ceci est utile à savoir pour comprendre l'analyse qui va suivre, et le rôle du tube interauriculaire dans l'exploration de la capacité acoustique d'un sujet.

Voici le tube interauriculaire : c'est un tube de caoutchouc léger, d'un calibre moyen, représentant celui du conduit auditif ou à peu près ; il a un mètre de longueur ; ses deux extrémités sont armées d'embouts de buffle garnis de cire pour faciliter leur fixation dans les méats.

Le tube mis en place et bien assujetti à chaque orifice, isole les oreilles du milieu ambiant. La montre n'est plus entendue, à moins qu'on ne l'applique sur un point quelconque de l'anse de caoutchouc. (L'oreille est supposée saine et l'ouïe bonne.)

A. — L'expérience ainsi disposée, on peut remarquer, en premier lieu, que la *montre collée sur le pa-*

villon de l'oreille n'est plus entendue. Cet appendice est donc mauvais conducteur du son. On peut le comparer au lobule du nez qui ne transmet pas le tic-tac à l'oreille, tandis que l'incisive supérieure que l'on touche avec la montre transmet immédiatement un bruit net et métallique.

Donc, premier point, le rôle du pavillon auriculaire n'est point de conduire les ondes sonores, en se mettant en vibration sous l'influences des vibrations atmosphériques.

B. — Appliquer la montre sur le plein du tube et en son milieu, à égale distance des deux oreilles.

Celles-ci sont frappées toutes les deux à la fois par le son de la montre : la sensation est *une*, puisque chaque oreille reçoit une somme égale d'ondes sonores, et que celles-ci sont d'intensité égale, le corps vibrant étant tenu à distance égale des organes auditifs. Ici, j'ai laissé l'anse de caoutchouc tournée derrière la tête du sujet ; que je la porte en avant, sous ses yeux, le résultat sera identique ; le sujet perçoit une *sensation unique et forte.*

Le tube interauriculaire continue, en les réunissant, les deux axes auditifs, lesquels, normalement divergent et s'écartent ; il réprésente donc les deux axes auditifs convergents. Aussi, ne doit-on pas s'étonner que l'audition de la montre sur le tube soit tout à fait égale en avant et en arrière de la tête, quoique cela ne soit pas physiologique, ainsi que nous l'avons vu précédemment.

En effet, ôtons le tube, et, aussitôt on remarque une énorme différence entre la portée de l'ouïe en avant du pavillon et derrière lui.

C. — A quoi tiennent ces modifications de l'état physiologique sous l'influence de l'action du tube interauriculaire ?

C'est que le tube supprime le pavillon auriculaire. De plus, il rend directes les ondes sonores. qu'il place sur les axes mêmes, tandis que, lui absent, elles seraient amoindries ou refléchies en partie seulement par le pavillon, dans leur trajet perpendiculaire à la direction du conduit de l'oreille.

Le pavillon est un écran membraneux, non rigide, concave à sa face antérieure qui arrête les vibrations venues de face et les renvoie dans les méats, en les réfléchissant. Malgré leur direction désavantageuse, l'organe auditif les récolte grâce à cette disposition anatomique. C'est ainsi que le *champ de l'audition* se trouve accru et qu'une plus grande surface de l'horizon peut être explorée par le sens de l'ouïe.

Il y a toujours une grande différence, sous le rapport de l'intensité, entre ces ondes sonores réfléchies, et celles qui, suivant l'axe, frappent droit sur le tympan.

Le pavillon, cet écran annexé au bord postérieur du méat auditif, utile, comme nous venons de le dire, parce qu'il récolte au passage les ondes sonores de face, devient au contraire nuisible à la réception de celles qui ont leur source derrière le crâne.

Il les arrête, mais pour les écarter du méat ; il les disperse, il les éloigne ; aussi sera-t-on peu étonné de trouver un amoindrissement très-accusé de la portée de l'ouïe en arrière.

On remarquera, par exemple, qu'à une portée de trois mètres sur l'axe, répondent une portée de dix centimètres en arrière du pavillon, et une de trente centimètres en avant de lui. — Du plan postérieur à l'axe, du plan antérieur à l'axe, la portée croît donc d'une façon très-sensible ; et le *maximum* est dans le plan perpendiculaire à chaque côté.

La perception cesse plus vite en arrière qu'en avant ; mais de tous les côtés de l'horizon les ondes sonores viennent frapper l'appareil acoustique.

Le tube interauriculaire, qui supprime le pavillon, enlève ces nuances, ces atténuations, mais aussi il rétrécit le champ de l'audition, et le limite au prolongement linéaire des axes auditifs ; il supprime du même coup l'orientation ; nous l'allons démontrer tout à l'heure.

En résumé : 1° sensation maximum sur l'axe ; 2° sensation moindre en avant ; 3° et sensation bien plus faible encore en arrière.

Les deux dernières extrêmes conduisent insensiblement à la sensibilité la plus énergique, médiane.

De là, de la conscience de ces intensités, naît la possibilité de l'*orientation.*

Celle-ci pourrait se définir : « la recherche du maximum de sensation sonore. » Le maximum, nous le savons, est sur l'axe ; la recherche consiste à présenter cet axe vers les points sonores de l'horizon. C'est par la progression des nuances faibles aux plus fortes que se dirige l'observation.

D. — Une expérience simple rendra bien nette l'action de ces zones de sensibilité amoindrie et leur rôle dans l'exploration de l'espace, et dans la découverte du point où siége le corps sonore.

Je place au méat droit une extrémité du tube de caoutchouc, et je laisse pendre l'autre, que le sujet pourra diriger à sa guise autour de lui. Ce tube ainsi disposé représente l'axe auditif limité. Par le fait de sa présence, les zones de perception antérieures et postérieures ont cessé d'exister ; il n'y a plus de perception possible que sur l'axe, c'est-à-dire qu'il faudra, pour que la montre soit entendue, qu'on la place en face de l'extrémité libre du tube de caoutchouc ; partout ailleurs, en avant ou en arrière, le tic-tac n'est point entendu ; il n'y a de sensation qu'en face du tube béant.

Ce tube supprime l'orientation ; on rend le fait évident en ordonnant au sujet, qui a saisi le tube de sa main droite, d'aller à la recherche du corps sonore posé sur la table. On voit que la chose est presque impossible, et l'orientation exigerait un temps énorme, car il faudrait diriger la petite surface de section du tuyau de caoutchouc successivement vers tous les points de l'horizon pour en trouver un seul où la perception est possible.

On comparera ce qui se passe ici avec l'effet produit par l'emploi de la lorgnette de théâtre. Avec elle, l'objet fixé est vivement éclairé et vu; mais il serait impossible de trouver ainsi un point donné dans la salle sans emprunter le secours des yeux. Toute sensation est une notion de rapport : il est impossible d'amplifier une image sans l'isoler, et sans limiter le champ visuel, et gêner l'orientation.

Le rôle des sensations fournies par les parties de l'espace qui se trouvent en dehors de la ligne fictive, appelée axe auditif, est ainsi nettement indiqué.

Une sensation faible, d'éveil, est perçue; l'oreille qui la ressent est tournée d'avant en arrière, ou *vice versâ* suivant la gradation d'intensité du phénomène sonore, et s'arrête à la limite du maximum de sensation.

Dès lors, la direction des ondes sonores est connue; le corps vibrant est placé sur le prolongement de l'axe sur lequel le maximum a été senti.

Telle est l'orientation qui se fonde sur la perception de la sensation sonore maximum au moyen des sensations intermédiaires.

E. — On voit d'après ce qui précède que chaque oreille a son axe auditif distinct, et, que de la sorte le champ d'observation se trouve divisé en deux moitiés, sur chacune desquelles opère isolément une des oreilles.

Ainsi, déjà, par la notion du côté sur lequel porte la sensation maximum, l'orientation à droite ou à gauche est rendue facile.

Le sensorium commune connaît qu'une sensation vient de droite ou de gauche d'après l'oreille qui reçoit l'impression : c'est la notion d'extériorité.

Il est évident aussi que chaque côté est coupé en deux parties, l'une antérieure, l'autre postérieure par la ligne axile.

Ces quatre zones réunies entourent la tête. De ce cercle, on remarquera que la moitié antérieure composée de la partie située en avant de la face et des deux axes auditifs, a une étendue beaucoup plus considérable que la moitié postérieure : la portée de l'ouïe est moindre en arrière qu'en avant, telle est la conclusion.

Une figure fera mieux comprendre cette opposition. (V. figure I, p. 9.) Cet ensemble forme ce qu'on peu tappeler le *champ de l'audition*.

Le champ de l'audition est donc constitué par deux solides ovoïdes, dont le long diamètre est l'axe auditif, dont la grosse extrémité est au loin, la petite faisant corps avec les deux plans latéraux du crâne.

Ces deux ovoïdes sont accolés sur la tête et s'étendent de chaque côté du corps en arrière, en dehors du crâne, on voit la courbe étroite qui s'éloigne à peine de l'axe et du méat ; en avant, cette courbe est plus vaste à mesure que l'on s'éloigne du sujet, l'ovoïde s'évase et devient plus ample ; puis peu à peu, ses proportions s'atténuent : et, tout vient se fondre sur la ligne axile, sur laquelle se trouve le maximum de portée de l'ouïe.

L'étude clinique du champ de l'audition est intéressante à faire. Cependant, en général, on comprend qu'il est surtout pratique d'étudier la portée sur l'axe, ce à quoi l'on se borne d'ordinaire, et ce qui est suffisant dans la plupart des cas.

De là, l'indication d'explorer la sensibilité acoustique au moyen du tube inter-auriculaire. On peut ainsi isoler les deux organes et l'on est sûr de posséder la véritable notion de la capacité acous-

F. I.— PORTÉE DE L'OUIE. — CHAMP DE L'AUDITION.

ÉPREUVE DE LA MONTRE.

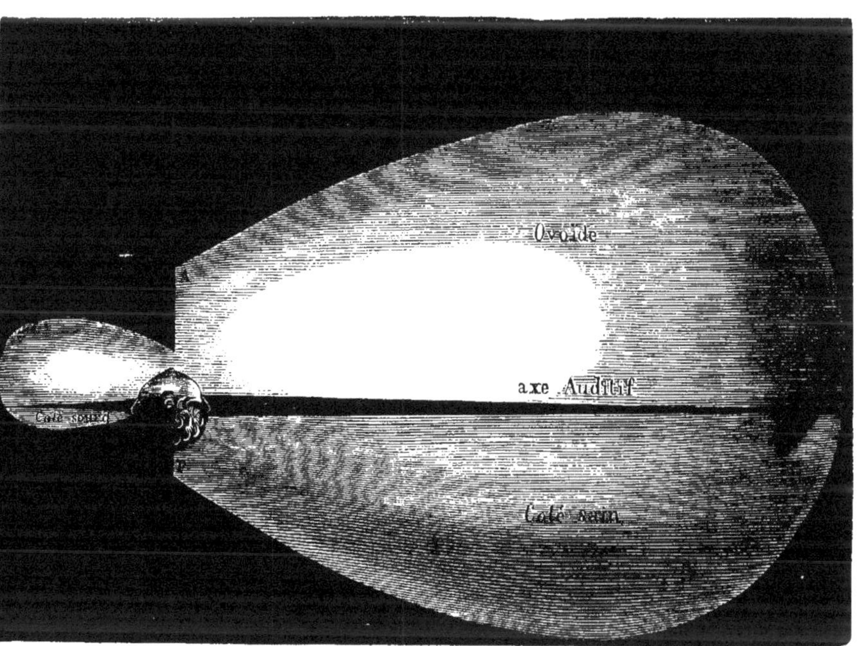

Côté sain. — Ovoïde, dont la demie (A) antérieure est plus étendue que P.

Axe auditif. — Ligne fictive, siége du maximum de sensation, et de la plus longue portée de l'ouie.

Côté sourd. — Mêmes remarques : on voit que l'étendue du P diminue plus vite qu'en A.

tique, puisque le tube est proprement le prolongement et la fusion des deux axes auditifs, siége du maximum de perception auditive.

F. — L'étude de la sensibilité de l'ouïe au moyen du tube inter-auriculaire nous a déjà fourni d'excellentes notions sur le rôle du pavillon, sur la portée de l'ouïe, sur les axes auditifs, sur le champ de l'audition et le mécanisme de l'orientation, nous verrons bientôt comment, de la constitution des zones diverses de ce champ auditif on peut déduire le diagnostic de la simulation et de la dissimulation d'un certain degré de surdité.

En ce moment, continuons d'analyser les phénomènes à mesure que l'expérience nous les offre, l'application clinique viendra plus tard.

Si on allongeait suffisamment le tube inter-auriculaire, placé derrière la tête du sujet, on arriverait forcément à une longueur au delà de laquelle la sensation cesse : on a ainsi un moyen de connaître la véritable portée de l'ouïe, les deux oreilles étant réunies, et la perception étant une bien que bilatérale.

Ces changements peuvent facilement se faire à l'insu du sujet, le moyen d'étude est donc aussi un excellent procédé de contrôle.

G. — Le tube réunissant les deux organes de l'ouïe, la sensation est bilatérale; le cerveau reçoit deux impressions : leur addition donne un résultat sensoriel plus fort que celui que fournit une seule des oreilles.

C'est une observation que chacun peut faire. M. le Dr Constantin Paul a utilisé cette augmentation de sensation acoustique fournie par le tube bi-auriculaire; il a fait construire, et il emploie un *sthétoscope,* qui s'applique par une extrémité au sujet à observer, et dont l'autre se bifurque pour aboutir à chaque oreille de l'observateur.

L'expérience démontre combien on obtient ainsi des sensations nettes et fortes, très-supérieures à ce que donne une seule oreille.

Je recommande de se servir d'un pareil *otoscope* dans l'auscultation de l'oreille, souvent si délicate.

Le même auteur a eu l'heureuse idée d'appliquer ce principe à la confection d'un *tube acoustique* au moyen duquel l'éducation de certains sourds-muets sera rendue possible. La puissance de la sensation bi-auriculaire ainsi obtenue est telle que notre auteur a pu déjà compléter ainsi l'éducation entravée d'une jeune fille sourde-muette. (Voyez dans les *Annales de la Société thérapeutique*, Paul, 1874). C'est une voie nouvelle qu'on ne saurait trop suivre, et qui va accroître encore le chiffre de ces infortunés susceptibles de recevoir les bienfaits de l'éducation.

H. — J'ai dit et montré déjà que le tube inter-auriculaire supprime l'orientation. Voici une expérience très-intéressante qui le démontre d'une façon péremptoire.

L'anse du tube passe en face du sujet; la montre est posée en son milieu : le sujet la voit devant lui, il annonce entendre un son unique qui vient d'en avant.

Ordonnons-lui de fermer les yeux; et passons rapidement et légèrement par-dessus la tête, l'anse de caoutchouc, que je place avec la montre derrière la tête du patient.

Si le mouvement est adroitement fait, celui-ci n'a pas conscience du déplacement opéré; et, si je lui demande alors où est la montre dont le tic tac frappe toujours ses oreilles, il répondra : en avant!

La sensation sonore est identique à ce qu'elle était avant le mouvement; intensité et distance, rien n'a changé. De plus, aucun mouvement de recherche n'a eu lieu; le passage d'avant en arrière n'a pas amené de mouvement de la tête ou du corps, dont la conscience forme le fond même de l'orientation.

C'est à l'insu du sujet, on le voit, de reste, par ses réponses, que le transport s'est effectué.

Au moyen du tube inter-auriculaire, le mécanisme et la fonction d'orientation se trouvent donc supprimés.

Quand la sensation acoustique est violente suffisamment pour rendre égales les deux impressions fournies à droite et à gauche, la direction du corps sonore est presque impossible à juger : c'est un corollaire de la notion précédente.

I. — Nous venons d'étudier la portée de l'ouïe, l'orientation et son mécanisme; une autre expérience au moyen de notre tube de caoutchouc va nous montrer et nous permettre d'apprécier la *finesse de l'ouïe.*

En effet, sur l'anse de caoutchouc, bien assujettie à ses extrémités, plaçons la montre, sur son milieu (marqué d'avance par un trait) à égale distance des deux méats; le patient, on le sait, perçoit aussitôt un son fort, unique, médian, et qu'il sent venir de derrière lui, où nous opérons. Mais, voici que je porte la montre de deux à trois centimètres au plus vers la droite, à l'insu du sujet (je suis derrière lui, et le tube, et la montre aussi).

Aussitôt, il annonce le déplacement du corps sonore vers la droite; l'oreille droite a senti une impression plus forte; la gauche, au contraire, une moindre; mais la sensation n'a pas cessé d'être bi-auriculaire.

Il a suffi du léger accroissement causé par une avance de deux centimètres vers le méat pour que la notion de rapprochement du corps sonore ait lieu, et que son mouvement et sa direction soient exactement indiqués.

L'augmentation d'intensité est assurément bien faible, et cela donne l'idée de la finesse du sens de l'ouïe qui analyse de si petites différences.

On voit de suite à combien d'applications se prête cette épreuve nouvelle de la sensibilité.

K. — Plaçons de nouveau la montre au milieu du tube interauriculaire, et sous lui cette fois; puis, couvrons encore celui-ci avec une montre de femme, par conséquent de sonorité différente. L'anse de caoutchouc se trouve ainsi placée entre les deux sources du son; les bruits s'entremêlent, se superposent, se confondent.

C'est tantôt un tic-tac plus rapide (du double) dans lequel cependant l'ouïe discerne encore les deux sons d'intensités différentes; tantôt, c'est une suite de battements plus lents et plus sonores, plus pleins et plus nourris, où l'oreille n'entend qu'un seul son, par suite de la fusion des deux bruits, unis dans le même temps, le plus fort absorbant le plus faible. Certes, un observateur non prévenu ne pourrait, en aucun cas, les yeux fermés, reconnaître qu'il y a deux montres.

C'est l'expérience de Weber (Ed.) transportée sur un nouveau terrain, car cet auteur parle seulement de l'impossibilité de distinguer les deux montres alors qu'on les place auprès de *l'une des oreilles* : ici, les deux organes de l'ouïe agissent simultanément.

Ce que cet expérimentateur croit être particulier à l'audition uni-auriculaire, je démontre aujourd'hui qu'on le constate aussi bien dans l'audition bi-auriculaire.

Le tube interauriculaire va donc servir à redresser une erreur d'observation. Constitué par la réunion des deux axes auditifs, il rend faciles les expériences très-simples sur l'audition normale; grâce à lui, les sons les plus légers et les moins complexes sont entendus à la fois des deux côtés; et cela simplifie l'analyse. La même confusion des sons des deux montres, la même impossibilité de les discerner que Weber a trouvées dans la perception de deux sons différents avec une seule oreille, existent donc quand le son arrive aux deux organes, et avec la même intensité; ce qui est le cas de l'expérience précédente.

Voici la contre-épreuve :

Si le tube et les montres étant en place, comme ci-dessus, on éloigne peu à peu les montres l'une de l'autre, en les rapprochant de chaque oreille, immédiatement la dualité apparaît; et chaque organe perçoit isolément et sans confusion le tic-tac de la montre qui a été approchée de lui.

En pinçant le tube en son milieu entre les montres écartées, on rend le phénomène encore plus apparent.

Dans l'audition avec une seule oreille, deux bruits différents sont indistincts; c'est la conclusion de Weber. J'ajoute ceci : avec les deux oreilles, il en est de même tant que leurs axes sont réunis ; ce qui équivaut à dire : tant que les deux bruits nés à égale distance des deux organes de l'ouïe, possèdent une force égale (conditions réalisables sans interposition du tube interauriculaire).

Mais, si les deux corps sonores viennent frapper isolément chaque oreille, la distinction naît aussitôt, et la confusion cesse. Nous savons pourquoi. Les axes auditifs divergents, séparés, dans le fonctionnement normal, donnent des sensations isolées, et rapportées par le sensorium en dehors de lui, et sur le prolongement des axes vers l'espace, c'est-à-dire vers deux points diamétralement opposés.

En résumé, en se plaçant dans les conditions d'observation de Weber (une oreille), comme dans celles que j'établis dans ce chapitre (deux oreilles), on obtient une sensation résultante, un son composé.

L. — En voici la démonstration expérimentale, dans l'expérience K qui précède, au lieu de montres, plaçons sur le trait qui marque le milieu de l'anse de caoutchouc interauriculaire, deux diapasons de tons légèrement différents, et vibrant avec une force égale.

Quand on les tient accolés tous deux au tube, en

son milieu, on s'aperçoit de l'apparition d'un son nouveau, moyen et très-ample. Ce *son résultant* diffère complétement des deux sons primaires; et on s'en rend facilement compte en ôtant alternativement l'un des diapasons : on peut ainsi comparer le son nouveau avec chacun des sons isolés. Le son résultant, combiné est d'un ton intermédiaire à l'un et à l'autre des tons fournis par les deux diapasons : il est plus bas que le diapason élevé, et plus élevé que le plus bas.

On remarque que ce son est aussi plus nourri, et plus fort que chacun de ses générateurs : c'est un son bi-auriculaire, par conséquent plus fort, et qui éteint les deux autres.

Une autre remarque est celle-ci : dès que le son d'un des diapasons s'éteint ou seulement diminue ; le deuxième sonne seul pour l'oreille ; et la loi du maximum de sonorité, qui guide toute l'orientation, fait que le son est senti par l'oreille correspondante avec sa tonalité vraie : le son composite n'ayant plus de raison d'être.

Cette absorption est immédiate et presque instantanée : cela peut suffire à expliquer en partie le pouvoir d'étouffer le son, qui paraît être énergiquement l'apanage de l'oreille.

Cette expérience de l'audition d'un son musical composé, fourni par la fusion de deux sons donnés, a une importance qui n'échappera point à ceux qui s'intéressent aux études musicales et à tout ce que Helmholtz nous a appris à connaître dans sa physiologie de la musique ; la théorie des *sons résultants* se trouve ainsi éclairée, dans ses plus simples applications au moins.

Contre-épreuve. — Contrôlons ces données, en enlevant le tube inter-auriculaire ; les diapasons de volume à peu près égaux, donnent une note peu différente (le diapason ancien et le nouveau, par exemple).

Or, si les deux diapasons, vibrant avec la même force sont placés en face d'une seule oreille, un son nouveau, différent des deux sons d'origine, intermédiaire pour la hauteur entre ceux-ci, apparaît; et, on peut à volonté en éteignant l'un des diapasons constater que ce son est plus bas que le plus haut, et *vice versâ*.

C'est un son combiné ; c'est une résultante; les tons étant très-rapprochés, il y a aussi production de battements. On entend donc également avec une seule oreille des battements manifestes et rapides, et de plus une harmonique très-élevée, suraigüe qui peut dominer même le bruit principal. De plus on constate combien il est vrai que le son fort absorbe le faible, et combien cela a lieu rapidement : c'est un éclair.

Dans une deuxième expérience, les diapasons vibrant avec une force égale et soutenue, sont présentés à la fois, à la même distance, chacun en face de l'un des orifices auriculaires. Aussitôt, une sensation nouvelle se produit, et vigoureuse, et dominante, au point d'éteindre ses deux génératrices. On peut à volonté constater, comme on l'a fait tout à l'heure, que le son nouveau, très-nourri est d'une tonalité plus faible que le plus élevé des tons et plus haute cependant que le diapason le plus bas.

Une condition *sine quâ non* de cette expérience, c'est l'égalité de force des sons fournis ; sans quoi, le plus plus fort seul est perçu ; et la sensation se latéralise, en même temps que l'unification en une résultante n'a plus lieu. Le son latéral perçu est celui du diapason qui vibre avec le maximum d'intensité.

De ces diverses expériences il faut conclure que les oreilles accouplées de même que chaque oreille isolée peuvent fournir au sensorium commun des sensations sonores résultantes, composées et d'un ton intermédiaire aux deux générateurs.

Dans l'acte de l'audition avec une seule oreille,

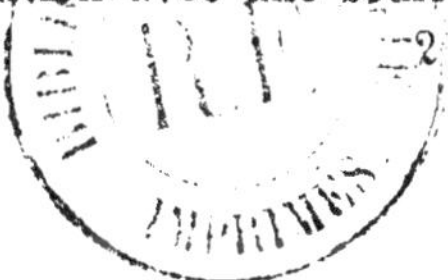

comme avec les deux, le son maximum absorbe et annule le plus faible. Dès lors, la sensation devient une, et passe du côté du maximum de sensation auditive. Quand, au contraire, leur intensité est égale, deux sons différents, qu'ils frappent une seule ou deux oreilles, se combinent; et le résultat est une sensation d'une tonalité nouvelle, et intermédiaire aux deux sons d'origine.

Cette combinaison donne un son plus intense, plus ample qui annule ses générateurs, et est seul perçu, toujours par suite de la loi générale] qui gouverne l'audition : suprématie de la sensation maximum.

Il suffit de rappeler que tout son musical est un composé, un groupe de sons, fondamental et harmoniques, dont l'un, dominant le mélange donne la hauteur du son, pour comprendre toute cette fonction d'audition si compliquée en apparence et si simple dans son mécanisme.

L'oreille perçoit un son, et il y en a plusieurs; ce son seul perçu est le son d'intensité maximum. L'étude et divers procédés expérimentaux permettent de faire l'analyse de la sensation sonore composite, et d'en isoler les harmoniques. En beaucoup de cas, il arrive au musicien consommé de se tromper d'octave, grâce peut-être à une sensibilité particulière pour certains sons harmoniques.

Ainsi au lieu de dire avec M. Radau (*l'Acoustique*, p. 239), que le clavier auditif décompose le bruit complexe qui le frappe, mais que la synthèse se refait dans le centre nerveux. Il est plus vrai de dire, puisque les sons existent et que le groupe harmonique entier vient frapper l'appareil auditif, que celui-ci ressent ces impressions multiples, mais que le centre nerveux ne reçoit que la sensation unique de la dominante: les harmoniques formant l'unisson avec le son dominant.

Que fait Helmholtz quand il analyse les sons et leurs harmoniques? Au moyen de résonnateurs accordés, il rend plus intense l'un quelconque des sons harmoniques, noyé dans la masse sonore unique; et dès lors, le centre nerveaux, *obéissant à la loi de l'orientation par le maximum de sensation*, le perçoit isolément.

D'après ce qui précède, on pourrait diviser les sons, au point de vue de leur intensité, en trois classes : une 1re classe comprendrait la série des *sons à l'unisson :* ceux dont l'intensité et le ton sont équivalents ; le résultat sensoriel est un son maximum identique et un. Dans une 2e classe, se trouvent placés les sons de tons différents mais d'intensités égales, qui, produits dans le même temps donnent naissance àu n son unique, à une combinaison, *le son résultant*. Dans la 3e classe, on trouverait tous les sons d'intensités inégales, et de tons divers, *où le son maximum domine, éteignant les plus faibles*.

La sensation est toujours une dans les trois classes de sons, mais dans la première la sensation unique est le produit de l'addition de sons similaires ; dans la deuxième, il y a un produit nouveau, complexe, et le son s'appelle *son résultant* ; c'est le cas où se produisent les battements ; dans la troisième, tous les sons disparaissent par la domination d'un seul, le plus intense (influence du maximum de sensation acoustique).

L'attention ne peut rien changer à la formation fatale de ces trois catégories, le *maximum* s'impose : le *son résultant* s'impose ; le *battement* s'impose ; l'*unisson* s'impose ; il faut des subterfuges pour faire la décomposition et l'analyse de ces sons composites. Le résonnateur d'Helmoltz est l'instrument d'analyse par excellence des sons complexes.

De la coexistence de deux sons de tonalité différente, et d'une intensité égale résulte le son nouveau appelé *son résultant :* c'est l'origine *de l'accord* et *des battements*.

Nous laissons ce sujet qui s'éloigne trop des applications physiologiques et cliniques, et nous arrivons à la troisième classe, celle où tous les tons et toutes les intensités se rencontrent, et où un seul son prime, déborde, domine, celui qui a le maximum d'intensité, et dans lequel se noient les autres. Sensation simple, une, de la dominante, de la résultante, due à l'intensité seule très-supérieure de cette note : tel est le mécanisme de l'audition et probablement aussi de l'absorption si rapide des sons qui permet une perception nette, malgré la rapidité extrêmede leur succession.

L'oreille d'Helmoltz, par exemple, entendait le roulement, le frémissement de la résultante de deux notes qui donnent 132 battements par seconde. Un intervalle de 1/132e de seconde est donc suffisant pour éteindre le son, ou mieux la sensation acoustique. Je crois même qu'on doit admettre quelque chose de plus, la presque instantanéité, puisqu'une simple différence dans l'intensité suffit à éteindre le son faible, et à limiter la perception au son fort.

Quelle est l'intensité nécessaire pour que de deux sons existants simultanément l'un des deux, seul soit entendu ? telle est la question qui se pose actuellement.

Et d'abord, c'est une question de rapport, variable avec les qualités des facteurs.

M. — Le tube interauriculaire va encore nous permettre d'étudier cette question, sans grand appareil. Allongeons le tube ; il a 2 mètres de longueur entre les deux oreilles. Sur le point médian, faisons toucher un diapason fort et laissons tranquillement diminuer, puis s'éteindre le son. — Cela a une durée relativement longue et parfaitement appréciable sans grande préparation. — Une fois cette notion de durée bien en mémoire (elle peut se calculer sur la montre à seconde), collons sur le tube, à côté de ce diapason vibrant, presque à son début et encore pleinement sonore, un deuxième diapason de ton différent, et de force égale ; aussitôt, sans transition, le deuxième ton énergique, en pleine vibration, qui l'emporte en intensité sur le premier, l'éteint, l'absorbe, l'annule; et la sensation dernière est celle du bruit le plus fort, le dernier venu.

Helmoltz a montré que l'oreille est disposée de telle sorte qu'un simple écart d'un 1/2 ton entre le son primaire et le deuxième son produit suffit our amener un abaissement de l'intensité tel que le son est réduit au dixième du son correspondant à l'unisson (p. 180, *Théorie physiologique de la musique*) : de là, la facile pénétration du deuxième son.

L'expérience montre qu'un trille de dix notes en une seconde est parfaitemsnt perçu et analysable; enfin les battements ont pu être sentis par Helmoltz, alors que le calcul indique 132 battements par seconde; si en un 132e de seconde, le son a pu s'éteindre, c'est qu'à chaque accroissement ou battement correspond ici une atténuation égale des vibrations.

Donc, si à un son donné, vous faites succéder un autre son nouveau de même intensité initiale ; c'est ce dernier qui restera seul maître; et cela immédiatement, grâce exclusivement à la supériorité de son ampleur et de sa force.

Dans le phénomène du battement où les tons et les intensités des sons générateurs diffèrent si peu, quel est le mécanisme de cette sensation nouvelle qui vient s'ajouter à celle du son résultant? c'est un accroissement d'intensité sonore, bien expliqué par Helmoltz.

Voici donc un léger accroissement de son qui se répète, par exemple, 132 fois dans une seconde, et que l'oreille perçoit aussitôt. Quelle petite différence, et quelle rapidité dans la répétition du phénomène très-perceptible cependant! quel facteur nouveau a été introduit? un accroissement dans l'intensité sonore.

Une augmentation de force, telle qu'elle peut se produire 132 fois dans une seconde, suffit à éveiller l'organe de l'ouïe, et est suffisamment sentie pour rendre le battement perceptible malgré cette extrême rapidité qui donne, mieux que toute théorie, la mesure du pouvoir d'étouffer le son que possède l'oreille.

Dans une succession de sons intermittents, le son qui suit a sa pleine force, quand le son qui a précédé est à son déclin ; le deuxième est donc supérieur, et domine l'autre simplement par la loi du maximum qui, je le répète à dessein, commande toute cette fonction de l'audition.

C'est là tout le secret de cette propriété d'étouffer le son : quand le son qui frappe l'organe est unique, sans successeur, l'oreille assiste tranquillement à son extinction graduelle ; quand à ce son premier-né, il succède un frère ; celui-ci en pleine vitalité, remplace l'aîné et le fait disparaître, jusqu'à ce que le même sort lui advienne.

Une dernière expérience, des plus simples, rend indiscutable l'opinion si souvent émise dans ce travail, que c'est sur le *maximum de sensation*, sur la sensation la plus forte qu'a lieu *l'orientation* ; et cela parce que la sensation la plus forte annule l'autre et l'absorbe.

En voici le dispositif :

N. — Le tube interauriculaire est introduit dans le méat auditif droit ; l'autre extrémité est tenue à la main, auprès du méat gauche, et non adaptée à ce conduit ; un diapason est mis en vibration, et porté sur le tube à droite (côté où le tube est fixé au conduit) ; aussitôt le son passe et semble venir de droite.

Dans un deuxième temps le diapason vibrant est porté au-devant de l'oreille gauche libre, ouverte ; et le son est aussitôt, on s'y attend, rapporté à gauche : ces deux temps préparatoires sont nécessaires pour que l'ouïe garde le souvenir d'une première sensation à laquelle il sera possible de comparer la suivante.

Ceci fait, pendant que le diapason sonne encore au-devant du méat gauche, touchons du bout de la tige, qui lui sert de support, le tube interauriculaire, qu'on aura rapproché, sans changer le corps sonore de place ; aussitôt, le son disparaît à gauche (où le diapason sonne encore cependant) et il résonne fortement à droite, où le tube a porté un son beaucoup plus nourri et plus intense.

On peut répéter cette épreuve, en commençant par toucher le tube auprès de l'oreille ; puis, le détachant du tube et le laissant libre en place, auprès de l'orifice : on constate toujours que la sensation nulle à gauche tant que le tube sert de conducteur vers la droite, devient, au contraire, gauche uniquement et franchement dès que le contact cesse d'exister entre le diapason et le tube conducteur.

Le son amené à droite par le tube est plus intense, et il éteint l'autre : dès lors la direction du corps sonore est rapportée à droite. Le maximum se déplace, avec la cessation de contact, et avec lui la notion de direction, le sens de l'orientation.

L'étude précédente nous a fait connaître le champ de l'audition ; elle nous a appris sa constitution en deux moitiés symétriques, opposées, placées sur les plans latéraux du corps, et de la tête ; de plus, on a vu que chaque moitié de cet espace inégal se peut partager en trois zones : une en avant du pavillon de l'oreille ; la deuxième en arrière de lui, moins étendue ; et la troisième, que l'on a appelée *axe auditif*, ligne fictive sur laquelle existent le maximum de sensibilité et le maximum de la portée de l'ouïe.

Nous avons montré comment les deux oreilles exercent chacune sur une partie de l'espace bien séparée ; et les sphères d'activité nettement divergentes des deux organes du sens de l'ouïe.

Un sens : deux organes, observant deux départements distincts du milieu ambiant ; de là, opposition naturelle entre les données fournies au sensorium commune par l'oreille droite et par l'oreille gauche.

C'est par l'analyse de ces contrastes, de ces différences dans les notions nées dans deux régions opposées de l'atmosphère que le sens auditif devient apte à diriger l'orientation; cette séparation des deux moitiés du champ d'investigation est la base de cette fonction.

L'étude de la sensibilité acoustique non plus par la voie de l'air mais *par la voie osseuse crânienne,* va nous montrer une disposition analogue, le but physiologique étant le même.

A. Prenons un diapason, le *la* des artistes; si nous l'appliquons, en état de vibration, sur le sommet de la tête, à égale distance des deux méats auditifs externes, la sensation fournie est forte, bilatérale, une, simple, et, le toucher aidant, médiane.

Il en est de même quand on répète l'expérience sur la ligne médiane antéro-postérieure, du front à la nuque. On remarquera, cependant, que le son est entendu moins intense à l'occiput, où il s'éteint bien plus rapidement. Ce ne sont encore que des nuances de peu d'importance.

Appliquons le diapason vibrant sur les parties latérales du front, par exemple, à gauche, *sur la bosse frontale, auprès de la ligne d'attache de l'aponévrose temporale.* Que se passe-t-il?

Si le diapason est puissant et résonne fortement, l'écoulement des ondes sonores se fait vers toute la périphérie, et le son est perçu des deux côtés.

On peut en ce cas comparer les conditions de l'expérience à celles qu'on trouve dans l'audition par l'air d'un bruit violent, lequel frappe à peu près également les deux organes de l'ouïe, et les impressionne à la fois, bien qu'il naisse sur l'un des côtés de l'horizon.

Pour qu'une analyse soit possible, à des distances aussi minimes d'organes doués d'une sensibilité aussi grande, il est indispensable d'employer des sons très-légers et très-faibles. Or, en pareil cas, on s'aperçoit vite que l'oreille gauche, plus rapprochée du corps sonore, perçoit le son maximum.

Dès lors, bien que la droite ressente encore quelque chose, la différence d'intensité entre les deux impressions suffit pour permettre la localisation précise du siége du corps sonore à gauche (on a ici à dessein négligé l'apport fourni par le toucher). La sensation sonore est rapportée à gauche exclusivement.

L'isolement des deux oreilles est donc complet même dans cette épreuve par la voie osseuse; et il suffit ici, comme dans l'expérience par voie aérienne, d'un déplacement de quelques centimètres vers la droite ou vers la gauche pour que la sensation devienne franchement droite ou gauche.

Cependant, elle n'a plus son caractère d'extériorité; elle ne donne plus la notion sur l'axe auditif, en dehors du corps, dans l'espace; la sensibilité cutanée sollicitée dans le même temps par le contact de la montre ou du diapason empêche cet effet. Faisons en passant, à propos de cette expérience, une remarque curieuse : le son perçu par la voie osseuse tel intense soit-il, n'est jamais aussi net, ni aussi fort, ni aussi nourri que celui que donne le même instrument vibrant d'une façon égale et placé auprès du méat (à 1 ou 2 centimètres). Il s'éteint aussi beaucoup plus vite.

B. L'impression causée par la transmission osseuse n'a jamais un caractère de latéralité aussi tranché que celle obtenue par voie aérienne. Cela tient à ce que le son, bien qu'il ne soit perçu par le sensorium que dans le point maximum unilatéral, passe à la vérité des deux côtés. Une expérience fort simple rend le fait manifeste.

Le diapason est posé au niveau de la bosse frontale gauche; pendant qu'il est en vibration, et la note commençant à diminuer d'intensité, fermons doucement le méat auditif *du côté droit* avec la pulpe du doigt; aussitôt le son passe de gauche (côté du diapason) à droite; et de plus, il s'est accru par cette fermeture du conduit auditif de telle façon que l'impression se déplace, et que le diapason semble avoir été changé de position, tant l'observateur sent parfaitement que le maximum du bruit n'est plus à gauche, comme au début de l'expérience, mais bien à droite.

Ainsi, il a suffi d'oblitérer cet orifice droit pour renforcer le son de ce côté, au point de le rendre supérieur à celui de gauche (côté du diapason); tellement que l'objet sonore semble avoir été porté vers la droite; le maximum s'est en effet déplacé dans ce sens, et, nous jugeons de la direction sur ce maximum de sensation sonore.

Commentons cette curieuse expérience.

Constatons d'abord la rapidité de l'écoulement des ondes sonores à travers le conduit auditif démontrée par la faible durée du courant sonore, ce qui exige de la part de l'opérateur une assez grande précipitation dans la succession des divers temps de cette petite expérience.

Concluons que, dans la transmission du son par le crâne comme par l'air, l'isolement de deux impressions auditives droite et gauche a lieu, sans confusion, avec certaines intensités qui se prêtent à l'étude du fait, et que la sensation maximum, là comme ailleurs, annule la plus faible, et dirige l'orientation.

Enfin, par avance, nous voyons poindre une des fonctions les plus remarquables, bien que trop oubliée, du conduit auditif; je veux parler de son *rôle comme tuyau d'écoulement vers le dehors* des ondes sonores qui ont frappé l'appareil de l'ouïe; nous aurons occasion de parler tout à l'heure plus à fond de ce sujet; je mentionne le fait seulement, puisqu'il apparaît dans l'expérience actuelle. La physiologie et la clinique en tireront profit.

C. Voici une expérience très-simple, au moyen du tube interauriculaire, qui rend palpable, pour ainsi dire, cet écoulement du son au dehors par le conduit auditif.

Dans un premier temps, faisons parler fortement le diapason, appliqué à la bosse frontale droite; gardons le mieux possible souvenir de cette sensation; et, rapidement, intallons le tube, hermétiquement clos, aux deux méats; dès lors, la note du diapason est beaucoup plus forte; elle a pris du corps; et, une oreille instruite s'aperçoit bien vite que le timbre particulier du tube de caoutchouc s'est associé à la note métallique et sèche du diapason. Qu'est-il arrivé?

Les ondes sonores qui, dans le premier temps de l'expérience, s'écoulaient rapidement (nous avons dit déjà combien cela est rapide) dans l'air ambiant ne peuvent plus, une fois le tube posé, s'éteindre dans l'air; elles se condensent et se réfléchissent en totalité, sur les parois du caoutchouc, le font vibrer; et, de là, naît le renforcement de la note, qui revient frapper à nouveau le tympan doublant ainsi et allongeant la sensation.

Ceci est tellement l'explication vraie du phénomène que l'on peut s'opposer au renforcement du son, en pinçant fortement le tube *en son milieu;* on observe alors que le son devient latéral et beaucoup plus faible; il a perdu sa rondeur et son volume.

Le son venu par la voie crânienne, traverse l'appareil auditif, et va donc s'écouler à travers le conduit auditif dans l'atmosphère, où il s'éteint.

Arrêtez cet écoulement et vous renforcez la sensation première; si elle s'affaiblissait, si elle venait de disparaître, vous la reformez, vous la faites renaître.

Mais en même temps c'est vers le côté de la tête auprès duquel vous pincez le tube interauriculaire que se latéralise la sensation, parce que c'est là que naît le maximum de sonorité qui est le seul guide, et devant lequel tout le reste disparaît.

En voici la preuve.

Le tube en place, le diapason à droite sur le front, et vibrant, nous entendons un son; enlevons rapidement le tube de l'oreille gauche, et le son se porte à droite; il faiblit, parce qu'il s'écoule par le tube ouvert.

On peut opérer de la façon inverse.

Autre expérience :

Les choses disposées comme plus haut, pinçons le tube de caoutchouc à 4 centimètres du méat gauche (le diapason est toujours à droite sur le front); cependant le son est aussitôt senti au côté gauche, et l'oreille droite ne l'entend plus quand la sensation est bien nette à gauche (côté pincé).

La quantité de mouvement sonore arrêtée à la sortie, va renforcer le son primitif et produit ainsi le déplacement complet du maximum, *malgré l'accroissement de distance.*

On remarquera que la sensation est dès lors exclusivement latérale gauche.

L'expérience a été faite à gauche, loin du corps sonore pour rendre le fait plus saisissant; qu'on pince le tube à droite (côté du diapason frontal), et, aussitôt, la série se représente : le maximum est à droite; rien n'est senti à l'oreille gauche.

On peut ainsi, en pinçant alternativement le tube à droite ou à gauche faire varier le maximum et *déplacer la sensation sans bouger le corps sonore.*

On s'aperçoit de la grande analogie annoncée au début de cette deuxième étude, entre les données de l'examen de la sensibilité acoustique par la voie crânienne et par la voie aérienne; on arrive aux mêmes conclusions, séparation des deux organes, isolement des sensations qu'ils fournissent; et direction ou recherche du corps sonore avec lequel l'appareil est en relation au moyen du maximum de la sensation perçue.

PARIS. — IMP. VICTOR GOUPY, RUE DE RENNES, 71.

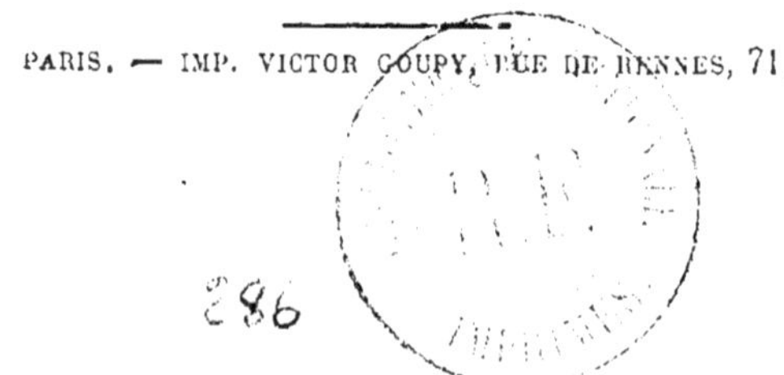

286

www.ingramcontent.com/pod-product-compliance
Ingram Content Group UK Ltd.
Pitfield, Milton Keynes, MK11 3LW, UK
UKHW022143260726
13993UKWH00005B/2122

9 782329 398716